BEI GRIN MACHT SICH IHR WISSEN BEZAHLT

- Wir veröffentlichen Ihre Hausarbeit, Bachelor- und Masterarbeit

- Ihr eigenes eBook und Buch - weltweit in allen wichtigen Shops

- Verdienen Sie an jedem Verkauf

Jetzt bei www.GRIN.com hochladen und kostenlos publizieren

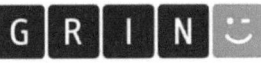

Bibliografische Information der Deutschen Nationalbibliothek:

Die Deutsche Bibliothek verzeichnet diese Publikation in der Deutschen National-
bibliografie; detaillierte bibliografische Daten sind im Internet über http://dnb.d-
nb.de/ abrufbar.

Impressum:

Copyright © 2019 GRIN Verlag
Druck und Bindung: Books on Demand GmbH, Norderstedt Germany
ISBN: 9783668926080

Dieses Buch bei GRIN:

https://www.grin.com/document/464249

Paulina Eing

E-Health und Therapiesicherheit bei Arzneimitteln

GRIN Verlag

GRIN - Your knowledge has value

Der GRIN Verlag publiziert seit 1998 wissenschaftliche Arbeiten von Studenten, Hochschullehrern und anderen Akademikern als eBook und gedrucktes Buch. Die Verlagswebsite www.grin.com ist die ideale Plattform zur Veröffentlichung von Hausarbeiten, Abschlussarbeiten, wissenschaftlichen Aufsätzen, Dissertationen und Fachbüchern.

Besuchen Sie uns im Internet:

http://www.grin.com/

http://www.facebook.com/grincom

http://www.twitter.com/grin_com

Hochschule Fresenius

Fachbereich Wirtschaft & Medien

Studiengang: Management und Ökonomie im Gesundheitswesen

Studienort: Hamburg

Hausarbeit

E-Health und Therapiesicherheit bei Arzneimitteln

Paulina Eing

5. Fachsemester

Fach: Innovationsmanagement, E-Health und Telemedizin

Abgabedatum: 04.02.2019

I Inhaltsverzeichnis

II Abbildungsverzeichnis

III Abkürzungsverzeichnis

AdAM	Anwendung für digital unterstütztes Arzneimitteltherapie-Management
AMTS	Arzneimitteltherapiesicherheit
CPOE	Computerized Physician Order Entry
CDSS	Clinical Decision Support System
E-Health	Electronic Health
eGK	Elektronische Gesundheitskarte
eMP	Elektronischer Medikationsplan
ePA	Elektronische Patientenakte
IKT	Informations- und Kommunikationstechnologien
GKV	Gesetzliche Krankenversicherung
GTI	Gesundheitstelematikinfrastruktur
KVWL	Kassenärztliche Vereinigung Westfalen-Lippe
MMP2016	MetropolMediplan2016
OTC	Over the counter
PIM	potentiell inadäquate Medikamente
PRIMA	Primärsystem-Integration des Medikationsplans mit Akzeptanzuntersuchung
TI	Telematikinfrastruktur
UAE	Unerwartete Arzneimittelergebnisse
UAW	Unerwartete Arzneimittelwirkungen
UAWW	Unerwartete Arzneimittelwechselwirkungen
VSDM	Versichertendatenmanagement

1 Einleitung

Die Gesellschaft wird von immer mehr digitalen Einflüssen geprägt, unser Alltag wird von Smartphones bestimmt, in der Industrie ist Robotik nicht mehr wegzudenken und die Medizin ist in einigen Bereichen von Künstlicher Intelligenz begeistert. Beim Digital-Gipfel im Dezember 2018 in Nürnberg, zu welchem Bundeswirtschaftsminister Altmaier einlud, war das Schwerpunkthema Künstliche Intelligenz. Eines der Oberthemen war dabei personalisierte Behandlungen in der Medizin.[1]

Zeitgleich der Digitalisierung wird die Gesellschaft in Deutschland auf Grund des demografischen Wandels, immer älter. Mit fortschreitendem Alter ist ein Anstieg von Gesundheitsproblemen zu beobachten. Dies hat zur Folge, dass auch immer mehr Arzneimittel verabreicht werden. Je mehr Arzneimittel eingenommen werden, umso höher ist die Gefahr, dass Nebenwirkungen oder Wechselwirkungen auftreten. Die Minderheit der Patienten[2] hat einen Überblick darüber, welche Medikamente mit welchen Wirkstoffen sie tatsächlich einnehmen. Dazu gerät oft in Vergessenheit, zu welchem Zeitpunkt die Medikamente tatsächlich eingenommen werden müssen oder die Einnahme wird ganz vergessen.[3] Das Verschreiben von Medikamenten erfolgt oft durch unterschiedliche Ärzte, wobei diese nicht immer wissen welche weiteren Arzneien die Patienten einnehmen. Dies hat zur Folge, dass unerwünschte Arzneimittelwirkungen auftreten können. Überwachung von Arzneimitteltherapien sind daher ein bedeutender Faktor der Patientensicherheit und auch für den Heilerfolges.

Digitalisierung und die Patientensicherheit stellen somit zwei wesentliche Themen dar, die heutzutage, vor allem bei den Akteuren des Gesundheitswesens, in aller Munde sind. Eine Vielzahl an Projekten und Modellen versucht die Arzneimitteltherapiesicherheit zu optimieren. Ein großes Problem stellt dabei jedoch die Komplexität dar. In diesem Aspekt kann die Digitalisierung unterstützen. E-Health ist dabei das Stichwort. Elektronische Überprüfung von Arzneimitteln und deren Wirkung könnte eine große Hilfe in der Medizin sein.

In der Arbeit werden die beiden Themen E-Health und die Arzneimitteltherapiesicherheit behandelt. Dabei ist die leitende Frage, wie E-Health die Arzneimitteltherapiesicherheit heute und in Zukunft verbessern kann. Dazu werden vorab die Begriffe E-Health und Arzneimitteltherapiesicherheit erläutert. Außerdem wird das E-Health-Gesetz näher beschrieben. Daraufhin folgt eine Darstellung des Status Quos, worunter die

---

[1] Vgl. Bundesministerium für Wirtschaft und Energie [2018], o. S.
[2] Gemeint sind stets beide Geschlechter. Aus Gründen der Lesbarkeit wird auf die Nennung beider Formen verzichtet.
[3] Vgl. Amann/ Schmedt/ Garbe [2012] o. S.

Notwendigkeit der Arzneimitteltherapiesicherheit erläutert und die Verbesserung durch die Anwendung von E-Health dargestellt wird. Letztlich werden zwei Projekte aus der Praxis vorgestellt, in denen E-Health schon eingesetzt wird.

2 Theoretischer Teil

Dieses Kapitel dient der Begriffsdefinition und Begriffserklärung. Der Begriff E-Health wird näher erläutert. Im Anschluss wird das „Gesetz für sichere digitale Kommunikation und Anwendungen im Gesundheitswesen sowie zur Änderung weiterer Gesetze", welches E-Health Gesetzt genannt wird, dargestellt. Daraufhin folgt eine Definition der Arzneimitteltherapiesicherheit.

2.1 E-Health

Der Begriff E-Health ist eine verkürzte Form von Electronic Health.[4] Bisher gibt es keine einheitliche Definition zu E-Health, dies ist wohlmöglich auf die Komplexität des Themas und die daraus verbundenen unterschiedlichen Sichtweisen zurückzuführen.[5] Über die Ländergrenzen hinweg betrachtet, wird E-Health auch in vielen anderen Gesundheitssystemen thematisiert. Es werden dabei drei wesentliche Ebenen unterschieden. Die erste Ebene ist dabei die Konsumenten-Ebene, diese steht für alle Anwendungen und Angebote im zweiten Gesundheitsmarkt[6], darunter werden freiverkäufliche Arzneimittel, individuelle Gesundheitsleistungen und Fitness und Wellness verstanden[7]. Die zweite Ebene wir als professionelle Ebene betitelt und spiegelt alle digitalen Gesundheitsangebote wieder, die von den Akteuren des Gesundheitswesens finanziert oder initiiert werden. Die letzte Ebene ist die Makro-Ebene. Diese soll in Zukunft den Rahmen der einzelnen Gesundheitsangebote darstellen, indem eine Netzinfrastruktur bereitgestellt wird. Diese Infrastruktur wird für den Schutz der Patientendaten und deren Sicherheit aufkommen und die Interoperabilität zwischen den einzelnen Akteuren des Gesundheitswesens gewährleistet, sodass der Informationsfluss zwischen diesen reibungslos funktioniert.[8] Im Folgenden werden drei Beispiele für eine Definition von E-Health dargestellt, sowohl zwei internationale als auch eine deutsche Definition.

2.1.1 Europäische Kommission

Die Europäische Kommission definiert E-Health als Sammelbegriff für den Einsatz von Informations- und Kommunikationstechnologien (IKT) im Gesundheitswesen, wodurch Prävention, Diagnose, Behandlung, Überwachung und Verwaltung verbessert werden

---

[4] Vgl. Lux [2017], S. 4.
[5] Vgl. Dockweiler/ Razum [2015], S. 5.
[6] Vgl. Gentner [2014], S. 4.
[7] Vgl. Bundesministerium für Gesundheit [2018a], o. S.
[8] Vgl. Gentner [2014], S. 4.

können. Die Träger der Informationen sind dabei die Akteure des Gesundheitswesens, welche u.a. Patienten, Ärzte, Krankenhäuser und Krankenkassen sind.[9]

2.1.2 World Health Organization

Die World Health Organization hingegen definiert E-Health nicht als Werkzeug zur Verbesserung von Behandlungsprozessen, sondern als ein Konzept, welches in allen Bereichen der gesundheitlichen Versorgung wirkt.[10]

2.1.3 Bundesministerium für Gesundheit

Eine weitere Definition seitens des Bundesministeriums für Gesundheit lautet wie folgt:

> *„Unter E-Health fasst man Anwendungen zusammen, die für die Behandlung und Betreuung von Patientinnen und Patienten die Möglichkeiten nutzen, die moderne Informations- und Kommunikationstechnologien (IKT) bieten. E-Health ist ein Oberbegriff für ein breites Spektrum von IKT-gestützten Anwendungen, in denen Informationen elektronisch verarbeitet, über sichere Datenverbindungen ausgetauscht und Behandlungs- und Betreuungsprozesse von Patientinnen und Patienten unterstützt werden können."[11]*

Auch diese Definition ist recht allgemein gehalten. Deutlich wird jedoch, dass E-Health als wesentlichen Bestandteil den Datenaustausch und somit die Vernetzung unterschiedlicher Systeme beschreibt. Außerdem steht der Patient hierbei im Mittelpunkt.

2.2 E-Health Gesetz

Das „Gesetz für sichere digitale Kommunikation und Anwendungen im Gesundheitswesen sowie zur Änderung weiterer Gesetze", kurz E-Health Gesetz, ist am 29.12.2015 in Kraft getreten.[12] Zielsetzung des Gesetzes ist der Ausbau und die Verbesserung der Telematikinfrastruktur (TI) im deutschen Gesundheitswesen. Der Schwerpunkt dabei wird auf die Einführung und Nutzung medizinischer Anwendungen, wie einem modernen Versichertenstammdatenmanagement (VSDM), Notfalldaten, dem elektronischem Arztbrief und dem Medikationsplan, gelegt.[13] Aber auch die Förderung von telemedizinischen Leistungen, die Erstellung eines Interoperabilitätsverzeichnisses zur Verbesserung der Kommunikation verschiedener Systeme und der damit verbundenen Gesundheitstelematikinfrastruktur (GTI) gelegt.[14] Im Sozialgesetzbuch V wurde somit die elektronischen Patientenakte, der Medikationsplan und die Notfalldaten gesetzlich verankert. Die elektronische Gesundheitskarte (eGK) ist zentraler Bestandteil

---

[9] Vgl. Europäische Kommission [o.J.], o. S.
[10] Vgl. Lux [2017], S. 6.
[11] Vgl. Bundesministerium für Gesundheit [o.J.], o. S.
[12] Vgl. DIP [o. J.], o. S.
[13] Vgl. Bundesministerium für Gesundheit [2018b], o. S.
[14] Vgl. Müller-Mielitz/ Lux [2017], S. 125.

des Gesetzes und soll den Nutzen des Patienten in den Vordergrund rücken. Damit der Schutz der Daten gesichert ist, wurden klare Rahmenbedingungen geschaffen, sodass der Patient als Inhaber seiner Daten gestärkt wird. Auch die Notfalldaten sollen auf der eGK angelegt werden, welches jedoch freiwillig erfolgen soll. Die Implementierung der eGK führt zu einer besseren Versorgung eines Patienten im Notfall, da z.B. Medikamentenunverträglichkeiten und Allergien eingesehen werden können. Außerdem wurde im Rahmen des gematik-rollouts ein Zeitfenster geschaffen, welches für die Organisationen der Selbstverwaltung sanktionsfrei ist und zum Aufbau der TI dienen soll.[15]

Im Oktober 2017 wurde bereits der zweite Teil des E-Health Gesetzes angekündigt. Bales, Ministerialrat im Bundesministerium für Gesundheit,[16] sprach dies auf der Fachtagung „eHealth.NRW – Das digitale Gesundheitswesen" an und gab bekannt, dass die elektronische Patientenakte (ePA) Teil der Reform sein soll. Weitere Punkte, die die Reform aufgreifen soll, sind unteranderem der elektronische Medikationsplan, das Notfalldatenmanagement und die Kostenerstattung für Ärzte und Apotheker im Hinblick auf Ausgaben für die TI. Weiterhin ist das VSDM ein großes Thema. Die Einführung der TI hat laut Bales bisher zu lange gedauert, sodass eine Etablierung des VDSM und damit die Vernetzung der Ärzte bisher nicht möglich gewesen ist.[17] Wann der zweite Teil des Gesetzes jedoch verabschiedet wird, ist bisher unklar. Ziel ist es im ersten Quartal 2019 einen Referentenentwurf vorzulegen.[18]

2.3 Arzneimitteltherapiesicherheit

Die Arzneimitteltherapiesicherheit (AMTS) ist von der Koordinationsgruppe zur Umsetzung und Fortschreibung des Aktionsplans AMTS definiert worden.[19] In dieser wird die AMTS als „(…) die Gesamtheit der Maßnahmen zur Gewährleistung eines optimalen Medikationsprozesses mit dem Ziel, Medikationsfehler und damit vermeidbare Risiken für den Patienten bei der Arzneimitteltherapie zu verringern (…)"[20] beschrieben. Die AMTS ist zum Schutz des Patienten vor Risiken und Schäden durch die Arzneimitteltherapie. Nicht jede Arzneimitteltherapie ist automatisch schädlich, sie beinhaltet aber Risiken, die vermieden werden sollen. Risiken und Schäden zeichnen sich durch Nebenwirkungen, unerwarteten Arzneimittelergebnissen (UAE), unerwartete Arzneimittelwirkungen (UAW) und unerwünschte Arzneimittelwechselwirkungen

---

[15] Vgl. Beermann [2017], S. 37f.
[16] Vgl. Ärzteblatt [2017], o. S
[17] Vgl. ebd.
[18] Vgl. Ärzteblatt [2018], o. S.
[19] Vgl. Langebrake [2018], S. 93.
[20] Aly [2015], S. 100.

(UAWW) aus. Als größtes Problem wird dabei der Medikationsfehler betrachtet, welcher entsteht, wenn keine Medikationsanalyse und kein Medikationsmanagement durchgeführt wird.[21] Bei der Medikationsanalyse wird eine strukturierte Erfassung der Gesamtmedikation des Patienten durchgeführt, wohingegen beim Medikationsmanagement eine kontinuierliche Betreuung des Patienten durch ein interdisziplinäres Team stattfindet.[22] Beim Medikationsmanagement fällt Schwerpunkt der Betrachtung auf den Medikationsprozess.

Der Medikationsprozess kann in vier Phasen unterteilt werden. Dabei steht am Anfang die Verordnung, darauf folgt die Verteilung bzw. die Abgabe. Die nächste Phase beschreibt die Anwendung der Arzneimittel, also die Applikation bzw. die Einnahme. Die letzte Phase ist die des Monitorings.[23] Bei jeden kleinen Teilschritt kann ein Medikationsfehler verursacht werden, woran jeder Beteiligte schuld sein kann. Die Beteiligten eines Medikationsprozesses sind u.a. der Arzt, Apotheker, Patient, Heilberufler, Angehörige und auch Dritte. Selten ist es jedoch der Fall, dass einer dieser Beteiligten allein an einem Medikationsfehler schuld ist. Die Hauptgründe für solche Fehler liegen in der fehlenden Information und Kooperation der Beteiligten, aber auch nicht Beachtung von evidenzbasierten Leitlinien oder Packungsbeilagen bei Arzneimitteltherapien können Medikationsfehler verursachen.[24] Eine negative Fehlerkultur in Praxen, Krankenhäusern oder Apotheken kann eine weitere Ursache für potentiell vermeidbare Fehler sein.[25] Aus diesen Gründen betrachtet die AMTS den gesamten Prozess, um Fehler zu vermeiden und eine positive Fehlerkultur schaffen zu können.[26]

3 Status Quo

In diesem Abschnitt wird dargestellt, warum die Therapiesicherheit von Arzneimitteln von so hoher Bedeutung ist. Dazu werden vorerst einige allgemeine Kennzahlen genannt und die Probleme bei der Arzneimitteltherapie dargestellt. Anschließend folgt die Darstellung der Notwendigkeiten zur Verbesserung in der Arzneimitteltherapie und wie diese durch E-Health Anwendungen unterstützt und verbessert werden kann.

---

[21] Vgl. Grandt/ Lappe/ Schubert [2018], S. 82.
[22] Vgl. Deutsche Apotheker Zeitung [2015], o. S.
[23] Vgl. Fishman [2015], S. 506.
[24] Vgl. Grandt/ Lappe/ Schubert [2018], S. 82.
[25] Vgl. Deutsche Apotheker Zeitung [2016], o. S.
[26] Vgl. Grandt, Lappe, Schubert [2018], S. 82.

3.1 Kennzahlen der Arzneimitteltherapie

Arzneimittel zählen zu den wirksamsten Instrumenten ärztlicher Behandlungen, sodass die Anzahl und Vielfalt der verfügbaren Arzneimittel immer weiter zugenommen hat. In Deutschland sind im Jahr 2018 rund 103.000 Arzneimittel verkehrsfähig. Darunter befinden sich 48.377 verschreibungspflichtige und 19.415 apothekenpflichtige Arzneimittel. Die Anzahl der freiverkäuflichen Arzneimittel beläuft sich auf ca. 34.000.[27] Die Arzneimittelausgaben der GKV belaufen sich im Jahr 2017 auf 37,7 Milliarden Euro.[28] Im Jahr 2014 lagen die Ausgaben noch bei rund 33,36 Milliarden und sind somit um ca. 13% angestiegen.[29] Im Durchschnitt wurden 2013 je GKV-Versicherten 563 Tagesdosen verordnet. Betrachtet man die Altersgruppe der 80- bis 85-jährigen, so sind dies durchschnittlich 1.642 Tagesdosen je Versicherten. Die verordneten Tagesdosen der 0- bis 49- Jährigen liegen deutlich unter dem Durchschnittswert. Erst ab der Altersgruppe der 60- bis 64-jährigen Versicherten wird der Wert von 563 Tagesdosen überschritten. Die Verordnungen der Tagesdosen steigen mit zunehmendem Altem signifikant an.[30] Geschätzt fallen pro 100 ambulanter Patienten, die an einer Arzneimitteltherapie teilnehmen, sieben vermeidbare unerwünschte Nebenwirkungen pro Jahr an. In 21% der Fälle wird der Medikationsfehler durch den Patienten verursacht. Die meisten Medikationsfehler fallen jedoch auf Grund inadäquater Verschreibung und fehlerhafter Therapieüberwachung an. Eine andere Studie zeigt, dass 34% der Patienten bei Krankenhausaufenthalten Nebenwirkungen bei Arzneimitteltherapien aufweisen. Von diesen Nebenwirkungen werden 71% der Nebenwirkungen als Medikationsfehler angesehen.[31] Auf Basis einer norwegischen Studie wurden die Ergebnisse auf deutsche Verhältnisse hochgerechnet. Dabei kam heraus, dass bei ca. sechs Millionen stationären Patienten jährlich, die internistisch behandelt werden bis zu 58.000 Todesfälle infolge von unerwarteten Arzneimittelergebnissen (UAE) vorkommen. Von denen werden 28.000 als potentiell vermeidbare UAE eingeschätzt.[32] Bisher liegen keine Erhebungen zur genauen Situation in Deutschland vor, sodass keine exakten Aussagen zu den Todesfällen infolge von UAE gegeben werden kann. Dies sind Schätzungen.

3.2 Probleme in der Arzneimitteltherapie

Die Daten zeigen, dass immer mehr Arzneimittel verordnet werden. Ein bedeutender Grund dabei ist der demographische Wandel. Da die Menschen immer älter werden,

---

[27] Vgl. Statistisches Bundesamt [2018], o. S.
[28] Vgl. Bundesministerium für Gesundheit [2018c], o. S.
[29] Vgl. ebd.
[30] Vgl. Gesundheitsberichterstattung des Bundes [2015], o. S.
[31] Vgl. Aktionsplan zur Verbesserung der AMTS in Deutschland [2016], S. 1.
[32] Vgl. Schnurrer/ Frölich [2003], o. S.

werden sie auch multimorbider und somit zu Polypharmazie[33] exponierten Patienten. Polypharmazie erhöht enorm das Risiko für unerwünschte Arzneimittelwechselwirkungen (UAWW), Nebenwirkungen und steigert die Wahrscheinlichkeit von Verabreichungsfehlern.[34] Weitere Probleme der multimorbiden Patienten, die eine immer höhere Anzahl unterschiedlicher Arzneimittel verwenden, sind potentiell inadäquate Medikamente (PIM). Diese sind für ältere Menschen oder in bestimmten Kombinationen ungeeignet. Zudem sind sogenannte Verordnungskaskaden ein weiteres Problem. Es besteht eine positive Korrelation zwischen dem Alter der Patienten, der Anzahl der Erkrankungen und der Anzahl der zu verwenden Arzneimittel. Diese positive Korrelation wird jedoch auch darin gestärkt, dass durch die ersten fünf verordneten Arzneimittel unerwartete Arzneimittelwirkungen (UAW) oder UAE entstehen. Die UAW und UAE werden nicht als solche erkannt und der Patient bekommt ein neues Arzneimittel gegen seine Beschwerden verordnet. So entsteht ein Teufelskreis, der durch Verordnungskaskaden zustande kommt.[35]

3.3 Notwendigkeiten zur Verbesserung

Kommunikations- und Koordinationsprobleme sind wohlmöglichen die häufigste Fehlerquelle für Medikationsfehler in der Phase der Applikation.[36] Eine weitere Fehlerquelle liegt beim mangelnden Informationsstand seitens des Arztes bei der Verordnung. Dieser verfügt nicht über genügend Informationen zu den Arzneistoffen, Kontraindikationen, Wechselwirkungen und der konkreten Dosierung. Da in den meisten Fällen Arzneien nicht untereinander von den Pharmafirmen getestet werden und somit keine Studienergebnisse zu Kontraindikationen vorliegen. Andererseits sind die Informationen über den Patienten ebenfalls nicht ausreichend. Laborwerte und Begleiterkrankungen sind den Ärzten bei der Arzneimittelverordnung häufig nicht bekannt.[37]

Es ist somit notwendig eine interdisziplinäre und sektorenübergreifende Zusammenarbeit aller Akteure des Medikationsprozesses zu kreieren. Der Patient steht dabei im Mittelpunkt und muss zum Selbstmanagement befähigt werden.[38] Die Befähigung zum Selbstmanagement ist nur möglich, wenn sich der Patient dazu noch in der gesundheitlichen Verfassung befindet. Von größter Bedeutung ist die Arzneimitteldokumentation, bei der nicht nur die verschriebenen Arzneimittel erfasst

---

[33] Für den Begriff Polypharmazie gibt es bisher keine offizielle Definition, sie beschreibt jedoch die Einnahme von fünf oder mehr Wirkstoffen über einen längeren Zeitraum.
[34] Vgl. Fishman [2015], S. 503.
[35] Vgl. Hamadeh [2015], o. S.
[36] Vgl. Fishman [2015], S. 506.
[37] Vgl. Thürmann [2015], S. 510.
[38] Vgl. Fishman [2015], S. 506.

werden, sondern auch OTC Präparate und Nahrungsergänzungsmittel. Weitere wichtige Aspekte, welche dokumentiert werden sollten, sind dabei die Diagnose, die Dauer der Einnahme und potentielle UAE. Der letzte wichtige Punkt, damit eine Informationskompetenz gegeben ist, ist dabei die möglichst schnelle Erfassung von Arzneimitteländerungen seitens der Apotheken. Dies bezieht sich hier auf Änderungen von Präparaten, welche auf Grund von Rabattverträgen entstehen.[39]

3.4 Verbesserung durch E-Health Anwendungen

Im vorherigen Kapitel bereits erwähnt, werden Arzneimittelanwendungen immer komplexer. Die Arzneimittelauswahl, -dosierung und -verabreichung, auf eine bestimmte Krankheit bezogen, einer passenden Untergruppe zugeordnet und auf den Kontext des Patienten angepasst, fordert eine Analyse vieler einzelner Faktoren. Es handelt sich hierbei nicht mehr um eine intuitive Therapieentscheidung, da diese für einen Menschen viel zu umfangreich ist. Aus diesen Gründen ist die Unterstützung von Computersystemen unverzichtbar, sie sollte dabei aber nicht die therapeutische Freiheit des Arztes einschränken. Zentrales Element jeder elektronischen Arzneimitteltherapie ist die „Computerized Physician Order Entry" (CPOE). CPOE erfasst alle Patientendaten in strukturierter und codierter Form und macht diese Daten somit evaluierbar für ein „Clinical Decision Support System" (CDSS).[40] Die IT kann hierbei zu einem zusätzlichen Sicherheitsnetz beitragen und die Lesefehler verringern, wenn nicht sogar verhindern. Außerdem können Warnhinweise zu Wechselwirkungen angezeigt werden und die Dosierung kann in Bezug auf Alter und Nierenfunktion berechnet werden. Ein weiterer Punkt, der von dem System angegeben werden könnte, wäre der Hinweis zur Einhaltung von klinischen Leitfäden. All die zuvor genannten Punkte können UAE senken oder positiv beeinflussen.[41] In Deutschland konnten CPOE/ CDSS bisher nur stellenweise im stationären Bereich implementiert werden, da die Evidenz bisher nur eingeschränkt bewiesen werden konnte. Das Zubereiten und Verabreichen von Arzneimitteln kann ebenfalls durch die IT gestützt werden, durch z.B. Barcodes, Tagesdosen, intelligente Infusionspumpen, die automatische Erstellung von personenbezogenen Medikationsblistern oder Apps und SMS, die zur Erinnerung der Einnahme dienen.[42]

Durch den Einsatz von IT im Gesundheitswesen ergeben sich jedoch auch einige Herausforderungen. Es ist essentiell, dass die Zusammenarbeit und Koordination aller Akteure sektorenübergreifend stattfindet, damit alle Lücken im Medikationsprozess geschlossen werden können. Hierfür müssen jedoch zuerst Schnittstellen hergestellt

---

[39] Vgl. Reimers/ Klein [2015], S. 13f.
[40] Vgl. Haefeli/ Seidling [2018], o. S.
[41] Vgl. Ammenwerth/ Neubert/ Criegee-Rieck [2014], o. S.
[42] Vgl. Thürmann [2015], S. 513.

werden. Ein weiterer Aspekt, der der personenbezogenen AMTS positiv zutragen würde und vor allem die erste Phase des Medikationsprozesses unterstützen würde, wäre die Einführung eines elektronischen Medikationsplans (eMP), die eGK und die epA.[43] Laut Bundesgesundheitsminister Spahn soll die epA bis 2021 für jeden Patienten verfügbar sein.[44] Die Einführung der epA und damit auch die des eMP werden möglicherweise die nächsten sein.

Durch IT unterstütze AMTS kann es jedoch laut Thürmann und Fishman zu einigen Problemen kommen, wenn diese unreflektiert eingeführt wird. Probleme, die dabei auftreten könnten sind beispielsweise zu hohe Arbeitsaufwände zur Einarbeitung, fehlende Benutzerfreundlichkeit oder Verzögerungen in der Behandlung auf Grund von schlecht konzipierten Systemen oder nicht durchgeführten Updates.[45] Zudem könnte die Desensibilisierung eine Folge von zu häufigem Auftreten von Warnhinweisen sein. Die Eingabe falscher Werte kann wiederrum zu UAE führen.[46] Die zuvor genannten Probleme sind dabei aber keine entscheidenden Hürden, die eine Einführung der IT unterstützte AMTS verhindern sollten.

Im Gesamten kann gesagt werden, dass durch E-Health die Lücken im Medikationsprozess leichter geschlossen werden können, da dafür gesorgt wird, dass alle „6 R's" eingehalten werden können. Dabei handelt es sich um die sechs Regeln der sicheren Arzneimittelapplikation.[47] Diese lauten wie folgt:

> „Ziel ist, dem **richtigen Patienten** das **richtige Medikament** zum **richtigen Zeitpunkt** in der **richtigen Dosierung** und **richtigen Form** zu verabreichen. Voraussetzung dazu ist die **richtige Dokumentation** der ärztlichen Anordnung."[48]

Eine richtige Dokumentation durch E-Health gestützt, kann die häufigsten Fehler, wie z.B. Doppelverordnungen, Nichtbeachtung der Dosisanpassung oder auch Lesefehler, verhindern.[49]

4 Projekte

In diesem Kapitel werden beispielhaft zwei Projekte vorgestellt, die die AMTS verbessern sollen. Sowohl der Bundeseinheitliche Medikationsplan als auch AdAM werden durch E-Health Anwendungen unterstützt. Es existiert eine Reihe von Projekten zur Verbesserung der AMTS. Die folgenden zwei Projekte beziehen sich primär auf den

---

[43] Vgl. Ammenwerth/ Neubert/ Criegee-Rieck [2014], o. S.
[44] Vgl. Schäfer [2018], S. 1155.
[45] Vgl. ebd.
[46] Vgl. Thürmann [2015], S. 513.
[47] Vgl. Fishman [2015], S. 506.
[48] Fishman [2015], S. 506.
[49] Vgl. Ammenwerth/ Neubert/ Criegee-Rieck [2014], o.S.

ambulanten Bereich, sollen jedoch auch zur Verknüpfung der einzelnen Sektoren dienen.

4.1 Bundeseinheitlicher Medikationsplan

Mit Einführung des Aktionsplans zur Verbesserung der AMTS und den darauffolgenden Aktionsplänen folgte nach der Konzeption die Entwicklung und Implementierung eines patientenbezogenen bundeseinheitlichen Medikationsplan (BMP).[50] Bevor der BMP implementiert wurde, ist dieser in drei verschiedenen Modellprojekten auf Praktikabilität und Akzeptanz überprüft worden. Zwei dieser Modellprojekte wurden sowohl im ambulanten als auch im stationären Bereich erprobt. Es handelt sich dabei um das Projekt "MetropolMediplan2016" (MMP2016), welches in den Metropolregionen Nürnberg, Erlangen und Fürth ausgeführt wurde und das zweite Projekt namens Modellregion Erfurt. Als drittes Modellprojekt wurde die Region Sachsen-Thüringen miteinbezogen. Dort ist das Projekt "Primärsystem-Integration des Medikationsplans mit Akzeptanzuntersuchung" (PRIMA), jedoch nur im ambulanten Bereich durchgeführt worden.[51]

Beim BMP handelt es sich um ein Dokument, auf dem die Gesamtmedikation inklusive der Selbstmedikation aufgelistet wird. Es werden zudem Informationen zu Wirkstoffen, Handelsnamen, Stärke, Darreichungsform, Dosierung und der Einheit erfasst. Auf Wunsch des Patienten können zusätzlich Hinweise zum Grund und der Art der Einnahme hinzugefügt werden. Der BMP ermöglicht einen multiprofessionellen und intersektoralen Austausch über die Medikation eines Patienten. Idealerweise können somit alle beteiligten Akteure zum Zeitpunkt der Behandlung über die aktuelle Medikation informiert werden. Dies kann zur Reduktion von Medikationsfehlern führen und somit die AMTS verbessern. Der Bundesmantelvertrag-Ärzte §29a und das 2016 in Kraft getretene E-Health-Gesetz §31a regeln, dass jeder GKV Patient, der mehr als 3 Arzneimittel (erstattet durch die GKV) über einen Zeitraum von 28 Tagen einnehmen muss, einen Anspruch auf einen BMP hat. Aktuell wird der BMP in Papierform an den Patienten gegeben. Damit weitere Akteure diesen bearbeiten oder einlesen können befindet sich in der oberen rechten Ecke ein 2-D-Barcode, auf dem alle Inhalte elektronisch erfasst sind.[52]

---

[50] Vgl. Hellmann [2015], S. 139.
[51] Vgl. Dormann et. al. [2018], S. 1093.
[52] Vgl. Dormann et. al. [2018], S. 1093f.

Medikationsplan	für: Rudolf Testmann								geb. am: 19.10.1959		

ausgedruckt von:
Praxis Dr. Michael Müller
Schloßstr. 22, 10555 Berlin
Tel.: 030-1234567
E-Mail: dr.mueller@kbv-net.de   ausgedruckt am: 25.04.2016

Wirkstoff	Handelsname	Stärke	Form					Einheit	Hinweise	Grund
Metoprololsuccinat	Metoprololsuccinat 1A Pharma 95 mg retard	95 mg	Tabl	1	0	0	0	Stück		Herz/Blutdruck
Ramipril	Ramipril-ratiopharm	5 mg	Tabl	1	0	0	0	Stück		Blutdruck
Insulin aspart	NovoRapid Penfill	100 E/ml	Lösung	20	0	20	0	I.E.	Wechseln der Injektionsstellen, unmittelbar vor einer Mahlzeit spritzen	Diabetes
Simvastatin	Simva-Aristo	40 mg	Tabl	0	0	1	0	Stück		Blutfette
zu besonderen Zeiten anzuwendende Medikamente										
Fentanyl	Fentanyl AbZ 75 µg/h Matrixpflaster	2,375mg	Pflast	alle drei Tage 1				Stück	auf wechselnde Stellen aufkleben	Schmerzen
Selbstmedikation										
Johanniskraut	Laif Balance	900 mg	Tabl	1	0	0	0	Stück		Stimmung

Abb. 1: Muster des Bundeseinheitlichen Medikationsplans
(Quelle: Gerlof [2016], o. S.]

Da der Patient im Mittelpunkt der Medikation steht, ist die Darreichungsform auf Papier für ihn optimal. Das Medium ist jedoch nicht ausreichend für die sektorenübergreifende Kommunikation und den Informationsaustausch der einzelnen Akteure. Denn nach aktuellem Stand kann die Kommunikation wie folgt dargestellt werde.

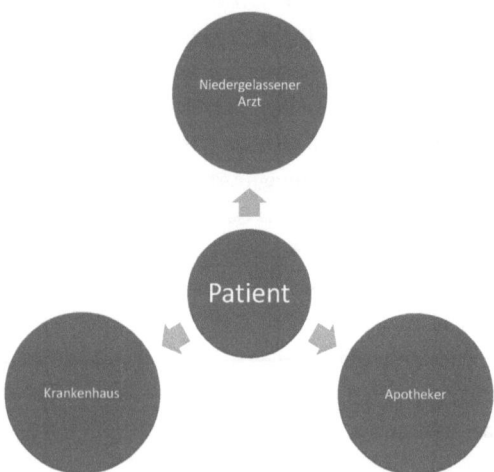

Abb. 2: Interaktionsbeziehungen des Bundeseinheitlichen Medikationsplans
(Quelle: Eigene Darstellung)

Der Patient steht im Mittelpunkt der Kommunikation und des Informationsaustausches. Die einzelnen Akteure kommunizieren aber nicht untereinander, sondern nur über den Patienten. Dieses Problem wurde auch nach Abschluss der Modellprojekte bereits

16

erkannt. Die Projektbeteiligten[53] entwickelten ein paar Vorschläge zur Weiterentwicklung des BMPs. Einer dieser Vorschläge war, dass für mehr Transparenzregeln gesorgt werden muss, die den Verkehr der Akteure regeln sollen. Damit eine Transparenz vorliegen kann, müssen erst Wege zum Informationsaustausch geschaffen werden. Es sollen also Kommunikationsmöglichkeiten erstellt werden, die jedoch nicht ohne Berücksichtigung der Rahmenbedingungen festgelegt werden können. Ein weiterer Vorschlag ist ein serverbasierter eMP. Das Problem bei der Papierform des BMP ist, dass der Patient diesen nicht immer mitführt oder nur eine veraltete Form bei sich tragen könnte. Die Medikationsinformationen sind somit nicht valide. Damit diese Informationslücke im Medikationsprozess geschlossen werden kann muss ein serverbasierter eMP geschaffen werden, damit alle Akteure zu jeder Zeit auf den aktuellen und vollständigen Medikationsplan zugreifen können. Ähnlich zu dem zuvor genannten Vorschlag ist ein weiterer, der die lückenlose Integration der Kliniken durch den serverbasierten eMP fordert. Die Schnittstellen vom ambulanten zum stationären Sektor sind ein bekanntes Problem. Wird ein Patient in die Notfallaufnahme gebracht, so hat dieser in den seltensten Fällen seinen BMP bei sich. Wenn von dem Patienten ein serverbasierter eMP vorliegen würde, würden keine zusätzlichen Transaktionskosten auf die Gesundheitsdienstleister in der Notfallaufnahme zukommen. Es könnten sogar weitere Komplikationen und Medikationsfehler behoben werden, da z.B. zusätzliche Informationen wie Diagnosen und Indikationen zur Medikation oder Historienrecherchen zum Krankheitsverlauf möglich wären.[54]

Der BMP legt eine bedeutende Basis für die Verantwortlichkeit im Verordnungs- und Kommunikationsprozess und somit auch für AMTS. Ohne diese Basis könnte zukünftig eine eMP nicht funktionieren. Es ist jedoch essentiell, dass eine elektronische Version des Medikationsplans eingeführt wird, damit alle Akteure zusammenarbeiten können und Transparenz entstehen kann.[55]

4.2 AdAM

Ein weiteres Modellprojekt zur Arzneimitteltherapie und AMTS ist das durch den Innovationsfonds[56] geförderte Projekt "Anwendung für digital unterstütztes Arzneimitteltherapie-Management" (AdAM). Geleitet und ins Leben gerufen wurde es von der BARMER mit Unterstützung der Kassenärztlichen Vereinigung Westfalen-Lippe

---

[53] Bundesgesundheitsministerium, Koordinationsgruppe AMTS und Vertragspartner nach §31a Abs. 4 SGBV.
[54] Vgl. Dormann [2018], S. 1101f.
[55] Vgl. Kassenärztliche Bundesvereinigung [2018], o. S.
[56] Der Innovationsfond ist ein gesundheitspolitisches Projekt, welches die integrierte Versorgung und Versorgungsforschung fördern soll.

(KVWL). Kooperationspartner ist z.B. die Deutsche Gesellschaft für Innere Medizin. Außerdem nehmen Evaluatoren (Universitäten Köln, Frankfurt/Main, Bochum, Wuppertal und Bielefeld) und Arztpraxen bzw. Praxisnetze teil. Die Laufzeit des Projektes beträgt 36 Monate und endet im September 2019. Das Projekt AdAM hat ca. 16 Millionen Euro vom Innovationsfond erhalten.[57]

Ziel von AdAM ist es, die Behandlungsqualität und Patientensicherheit zu optimieren. Die Zielgruppe sind dabei erwachsene Patienten, die von Polypharmazie betroffen sind. Die Patienten nehmen also mindestens fünf verschiedene Arzneimittel über zwei Quartale ein. AdAM unterstützt dabei den Hausarzt digital bei dem AMTS-Management.[58] Normalerweise müssten die Hausärzte mit hohem Zeitaufwand Informationen recherchieren oder haben keine Möglichkeit auf die erforderlichen Informationen zuzugreifen. Diese benötigten Informationen befinden sich zum Großteil in den GKV-Routinedaten. Bei dem Projekt werden die Daten der BARMER extrahiert und praktisch aufbereitet, sodass diese den Hausärzten über das sichere Netz der KVWL zur Verfügung gestellt werden können. Die innovative Software liefert die Firma RpDoc Solutions. Bevor jedoch die Daten an die Hausärzte weitergeleitet werden können, müssen Hausärzte und beteiligte Patienten schriftlich zustimmen, dass sie an AdAM teilnehmen. Die Daten, die die Hausärzte bekommen enthalten eine Übersicht der Gesamtmedikation des Patienten. Es wird jedoch auch ein BMP vorgefüllt, sodass für den Hausarzt eine Einsparung des Arbeitsaufwandes gegeben ist. Es werden zudem Hinweise zu gefährlichen Selbstmedikationen in Kombination mit verordneten Therapien angezeigt. Eine weitere besondere Information, die dem Hausarzt zugestellt wird, ist die Benachrichtigung bei stationärer Aufnahme eines Patienten. Dies ist optimal zur Einleitung sektorenübergreifender Abstimmungen. Weitere Informationen, die bereitgestellt werden, sind Hinweise zu neuen Risiken, welche patientenindividuell ausgewiesen werden und die Bereitstellung von Kennzahlen zur AMTS. Es besteht außerdem das Angebot eines Pharmakotherapie-Expertenrats über die KVWL.[59] Eine weitere Komponente, welche besonders interessant für die Ärzte ist, ist die extrabudetäre Honorierung.[60]

Die Teilnahme am Projekt verläuft sehr einfach. Der Hausarzt meldet sich bei AdAM an. Daraufhin erhält er eine Liste potentieller BARMER Patienten seiner Praxis. Der Patient muss die Teilnahme gegenüber seinem Hausarzt erklären. Nachdem der Patient zugestimmt hat, erhält der Arzt behandlungsrelevante Informationen von der BARMER,

---

[57] Vgl. Laag/ Kellermann-Mühlhoff [2017], S. 154ff.
[58] Vgl. Gemeinsamer Bundesausschuss [o. J.], o. S.
[59] Vgl. Laag/ Kellermann-Mühlhoff [2017], S. 156.
[60] Vgl. BARMER [o. J.], o. S.

die dann von ihm genutzt werden, um Sicherheitsprüfungen der Arzneimitteltherapie durchzuführen. Dem Arzt werden automatisch Warnhinweise zugestellt mit der Nennung von möglich betroffenen Patienten.

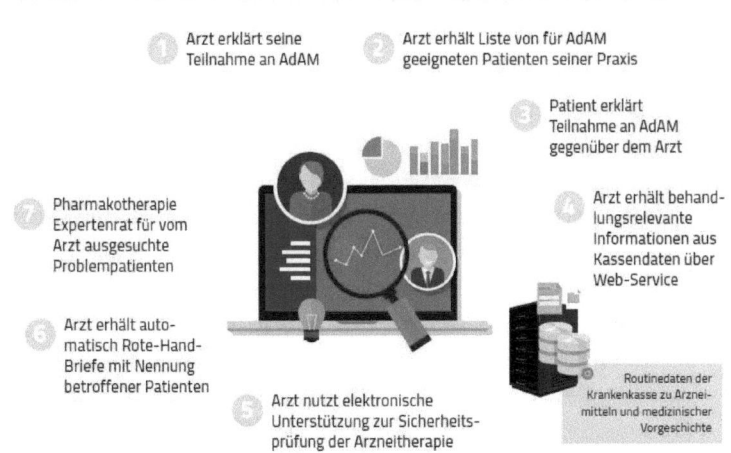

AdAM – mehr Sicherheit bei Arzneimitteln

So funktioniert das digital unterstützte Arzneimitteltherapie-Management für Patienten mit Polypharmazie

1 Arzt erklärt seine Teilnahme an AdAM

2 Arzt erhält Liste von für AdAM geeigneten Patienten seiner Praxis

3 Patient erklärt Teilnahme an AdAM gegenüber dem Arzt

7 Pharmakotherapie Expertenrat für vom Arzt ausgesuchte Problempatienten

4 Arzt erhält behandlungsrelevante Informationen aus Kassendaten über Web-Service

6 Arzt erhält automatisch Rote-Hand-Briefe mit Nennung betroffener Patienten

5 Arzt nutzt elektronische Unterstützung zur Sicherheitsprüfung der Arzneitherapie

Routinedaten der Krankenkasse zu Arzneimitteln und medizinischer Vorgeschichte

Abb. 3: Teilnahme Verlauf des Projektes AdAM
(Quelle: BARMER [o. J.])

Die BARMER schätzt, dass bundesweit rund 18 Millionen Patienten von AdAM profitieren können, wenn der Systemansatz in die Regelversorgung überführt wird. Es könnten dadurch außerdem 2,75 Milliarden Euro in der Regelversorgung gespart werden.[61] AdAM kann für mehr Transparenz, stärkere Kompetenz und eine bessere Patientenbindung sorgen.[62] Seit Anfang Februar 2018 ist AdAM in mehr als 100 Hausarztpraxen in Westfalen im Einsatz.[63] Ein digitales Projekt, welches ein hohes Umsetzungspotential für die gesamte Regelversorgung in Zukunft hat, da es auf bestehende Strukturen aufbaut.[64]

---

[61] Vgl. Laag/ Kellermann-Mühlhoff [2017], S. 154ff.
[62] Vgl. BARMER [o. J.], o. S.
[63] Vgl. BARMER [2018], o. S.
[64] Vgl. Laag/ Kellermann-Mühlhoff [2017], S. 158.

5 Fazit

Die Gesellschaft wird immer multimorbider. Signifikant dazu steigt die Anzahl der einzunehmenden Arzneimittel, woraus eine Multimedikation oder Polypharmazie resultiert. Ein besonderes Augenmerk muss aus diesen Gründen auf die Arzneimitteltherapie gelegt werden. Die Einnahme verschiedener Wirkstoffe stellt eine große Gefahr für UAE, UAW und UAWW dar. Arzneimitteltherapien gelten als eine der risikoreichsten Versorgungsprozesse, was sich enorm auf die Wirtschaftlichkeit und Qualität der Arztpraxen und Krankenhäuser auswirkt.[65] Mithilfe einer prozessorientierten Betrachtung kann der gesamte AMT-Prozesses verbessert werden.[66] Auf Grund der steigenden Komplexität der Prozesse, können die einzelnen Phasen nicht mehr allein durch einen Menschen überwacht werden. Erforderlich ist dafür die Unterstützung von E-Health Anwendungen. Das E-Health AMTS verbessern und unterstützen kann, ist keine Neuheit. Das deutsche Gesundheitswesen hängt beim Thema Digitalisierung im Vergleich zu anderen Ländern, anderen Branchen in Deutschland oder dem Alltag hinterher.[67] Seit Jahren ist die Einführung von einer ePA, eGK oder einem eRezept geplant. Die Umsetzungen scheiterten bisher jedoch. Sie sind essenziell für eine sichere Arzneimitteltherapie. Der im Oktober 2016 eingeführte BMP erwies sich bisher als eine geeignete Lösung und zeigt, dass der Datenaustausch auch über mehrere Sektoren hinweg möglich ist.[68] Damit eine optimale Kommunikation zwischen den Akteuren hergestellt werden kann, ist die elektronische Unterstützung unverzichtbar. AMTS kann nur erreicht werden, wenn auch Faktoren wir Alter, Laborbefunde und Diagnosen mit in die Arzneimitteltherapie einbezogen werden und diese in Zukunft von der ePA/eGK abgerufen werden können.

Seitdem das Bundesministerium für Gesundheit den Aktionsplan 2007/2008 zur Verbesserung der AMTS vorgestellt hat, sind eine Reihe von Projekten und Konzepten entwickelt worden, die zu einer sichern Arzneimitteltherapie führen sollen.[69] Der Großteil dieser Projekte sind jedoch nicht durch E-Health unterstützt. Es wurde vorerst versucht die Sektoren miteinander zu verbinden, indem z.B. bei einem Projekt Namens ARMIN die Apotheker stärker mit in den Medikationsprozess einbezogen wurden. Werden in Zukunft Systeme aus Projekten in die Regelversorgung überführt, könnte das der AMT im Hinblick auf Sicherheit, Qualität und Wirtschaftlichkeit enorm zutragen. Der erste Schritt wurde durch die Einführung des BMP geleistet. Kritisch sollten jedoch die Projekte wie AdAM betrachtet werde. Die Krankenkassen agieren bei dem beispielhaften Projekt

---

[65] Vgl. Criegee-Rieck [2014], S. 118.
[66] Vgl. Aktionsplan zur Verbesserung der AMTS in Deutschland [2016], S. 2.
[67] Vgl. Deiters/ Burmann/ Meister [2018], S. 1.
[68] Vgl. Hellmann [2015], S. 143.
[69] Vgl. Arzneimittelkommission der deutschen Ärzteschaft [o. J.], o. S.

stark und bekommen dadurch eine stärkere Stellung. Positiv ist dabei die Weitergabe der GKV-Routinedaten, welche zu einer verbesserten medizinischen Versorgung dienen können. Fraglich ist jedoch ob eine verbesserte medizinische Versorgung bei solch einem Projekt im Mittelpunkt steht, oder ob wirtschaftliche Aspekte seitens der Krankenkassen an erste Stelle gestellt werden.

IV Literaturverzeichnis

Aktionsplan zur Verbesserung der AMTS in Deutschland [2016]

Aktionsplan 2016-2019. Aktionsplan zur Verbesserung der Arzneimitteltherapiesicherheit in Deutschland, verfügbar unter: https://www.akdae.de/AMTS/Aktionsplan/Aktionsplan-2016-2019/Aktionsplan-AMTS-2016-2019.pdf (20.11.2018).

Aly, A.-F. [2015]

Definitionen zu Pharmakovigilanz und Arzneimitteltherapiesicherheit (AMTS), in: Arzneimittelverordnung in der Praxis, Band 42, Heft 3, Juli 2015, S. 99-104.

Amann, U./ Schmedt, N./ Garbe, E. [2012]

Potenziell inadäquate Medikamente bei Älteren. Zusammenfassung Summary, verfügbar unter: https://www.aerzteblatt.de/archiv/124349/Potenziell-inadaequate-Medikamente-bei-Aelteren-Zusammenfassung-Summary (01.12.2018).

Ammenwerth, E./ Neubert, A./ Criegee-Rieck, M. [2014]

Arzneimitteltherapiesicherheit und IT: Der Weg zu neuen Ufern. Verfügbar unter: https://www.aerzteblatt.de/archiv/160926/Arznei-mittel-therapie-sicherheit-und-IT-Der-Weg-zu-neuen-Ufern (22.11.2018).

Arzneimittelkommission der deutschen Ärzteschaft [o. J.]

1. Aktionsplan (2008/2009). Aktionsplan zur Verbesserung der Arzneimitteltherapiesicherheit in Deutschland (AMTS), verfügbar unter: https://akdae.de/AMTS/Aktionsplan/Aktionsplan-2008-2009/index.html (28.11.2018).

Ärzteblatt [2017]

Bundesgesundheits-ministerium kündigt E-Health-Gesetz Teil II an. Verfügbar unter: https://www.aerzteblatt.de/nachrichten/80676/Bun-des-ge-sund-heits-mi-nis-ter-ium-kuendigt-E-Health-Gesetz-Teil-II-an (20.11.2018).

Ärzteblatt [2018]

Eckpunkte für ein Digitalisierungsgesetz soll es noch dieses Jahr geben. Verfügbar unter: https://www.aerzteblatt.de/nachrichten/99624/Eckpunkte-fuer-ein-Digitalisierungsgesetz-soll-es-noch-dieses-Jahr-geben (07.12.2018).

BARMER [o. J.]

Projekt AdAM – Mehr Sicherheit bei der Medikamenteneinnahme. Verfügbar unter: https://www.barmer.de/gesundheitscampus/gesundheitswelten/gesellschaft/barmer-digital/projekt-adam-104626 (24.11.2018).

BARMER [2018]

Optimierte Arzneimitteltherapie im Modellprojekt AdAM: Die ersten Polypharmazie-Patienten profitieren bereits. Verfügbar unter: https://www.barmer.de/presse/presseinformationen/pressemitteilungen/optimierte-arzneimitteltherapie-im-modellprojekt-adam--die-ersten-polypharmazie-patienten-profitieren-bereits-149248 (24.11.2018).

Beermann, M. [2017]

Politische Perspektiven für die Zukunft der digitalen Gesundheit, in: Matusiewicz, D./ Pittelkau, C./ Elmer, A. (Hrsg.): Digitale Transformation im Gesundheitswesen. Transformation, Innovation Disruption, Berlin 2017, S. 36-40.

Bundesministerium für Gesundheit [o.J.]

E-Health. Verfügbar unter: https://www.bundesgesundheitsministerium.de/service/begriffe-von-a-z/e/e-health.html (20.11.2018).

Bundesministerium für Gesundheit [2018a]

Gesundheitswirtschaft im Überblick. Verfügbar unter: https://www.bundesgesundheitsministerium.de/themen/gesundheitswesen/gesundheitswirtschaft/gesundheitswirtschaft-im-ueberblick.html (24.11.2018).

Bundesministerium für Gesundheit [2018b]

E-Health – Digitalisierung im Gesundheitswesen. Verfügbar unter: https://www.bundesgesundheitsministerium.de/e-health-initiative.html (15.01.2019).

Bundesministerium für Gesundheit [2018c]

Gesetzliche Krankenversicherung - Kennzahlen und Faustformeln. Verfügbar unter: https://www.bundesgesundheitsministerium.de/fileadmin/Dateien/3_Downloads/ Statistiken/GKV/Kennzahlen_Daten/KF2018Bund_Juni_2018.pdf (15.01.2019).

Bundesministerium für Wirtschaft und Energie [2018]

Digital-Gipfel: Den digitalen Wandel gemeinsam gestalten. Verfügbar unter: https://www.de.digital/DIGITAL/Navigation/DE/Service/Digital-Gipfel/Digital-Gipfel.html (07.12.2018).

Criegee-Rieck, M. [2014]

Arzneimitteltherapiesysteme. Verfügbar unter: https://e-health-com.de/fileadmin/user_upload/dateien/Branchenfuehrer_Healthcare_IT/BF_201 4_AMTS.pdf (23.11.2018).

Deutsche Apotheker Zeitung [2015]

AMTS – was ist das?. Praktische Beispiele zur Vermeidung von Arzneimitteltherapierisiken, verfügbar unter: https://www.deutsche-apotheker-zeitung.de/daz-az/2015/daz-3-2015/amts-was-ist-das (07.12.2018).

Deutsche Apotheker Zeitung [2016]

Medikationsfehlern auf der Spur. Arzneimittelkommission der Deutschen Apotheker, verfügbar unter: https://www.deutsche-apotheker-zeitung.de/news/artikel/2016/03/09/medikationsfehlern-auf-der-spur (07.12.2018).

DIP [o. J.]

Gesetz für sichere digitale Kommunikation und Anwendungen im Gesundheitswesen sowie zur Änderung weiterer Gesetze. Verfügbar unter: http://dipbt.bundestag.de/extrakt/ba/WP18/671/67134.html (07.12.2018).

Dockweiler, O./ Razum, C. [2015]

Digitalisierte Gesundheit. Neue Herausforderungen für Public Health, verfügbar unter: https://www.thieme-connect.com/products/ejournals/pdf/10.1055/s-0041-110679.pdf (21.11.2018).

Dormann, H./ Maas, R./ Eickhoff, C./ Müller, U./ Schulz, M./ Brell, D./ Tührmann, P. A. [2018]

Der bundeseinheitliche Medikationsplan in der Praxis. Die Pilotprojekte MetropolMediplan 2016, Modellregion Erfurt und PRIMA, verfügbar unter: https://link.springer.com/content/pdf/10.1007%2Fs00103-018-2789-9.pdf (22.11.2018).

Fishman, L. [2015]

Arzneimitteltherapiesicherheit, in: Gausmann, P./ Henninger, M./ Koppenberg, J. (Hrsg.): Patientensicherheitsmanagement, Berlin 2015, S. 503-509.

Gemeinsamer Bundesauschuss [o. J.]

AdAM – Anwendung digital-gestütztes Arzneimitteltherapie- und Versorgungs-Management. Verfügbar unter: https://innovationsfonds.g-ba.de/projekte/neue-versorgungsformen/adam-anwendung-digital-gestuetztes-arzneimitteltherapie-und-versorgungs-management.71 (24.11.2018).

Gentner, A. [2014]

Perspektive E-Health. Consumer-Lösungen als Schlüssel zum Erfolg?, verfügbar unter: https://www2.deloitte.com/content/dam/Deloitte/de/Documents/technology-media-telecommunications/TMT-Studie-Perspektive-EHealth-2014.pdf (20.11.2018).

Gerlof [2016]

Ärzte und Apotheker einigen sich auf Medikationsplan. Verfügbar unter: https://link.springer.com/article/10.1007/s15202-016-1373-0 (25.11.2018).

Gesundheitsberichterstattung des Bundes [2015]

Definierte Tagesdosen (DDD) und Umsatz je versicherter Person [Gesundheit in Deutschland, 2015]. Verfügbar unter: http://www.gbe-bund.de/gbe10/abrechnung.prc_abr_test_logon?p_uid=gast&p_aid=0&p_knote n=FID&p_sprache=D&p_suchstring=24625::DDD%20Tagesdosen (20.11.2018).

Haefeli, W. E./ Seidling, H. M. [2018]

Elektronische Entscheidungsstütze zu Annäherung an eine sichere Arzneimitteltherapie. Verfügbar unter: https://www.springermedizin.de/elektronische-entscheidungsunterstuetzung-zur-annaeherung-an-ein/15491306 (21.11.2018).

Hellmann, G. [2015]

Bundes-Medikationsplan: Interoperabilität über die Sektorengrenzen möglich?, in: Duesberg, F. (Hrsg.): e-Health 2016. Informations- und Kommunikationstechnologien im Gesundheitswesen, Solingen/Mittweida 2015, S. 139- 143.

Laag, S./ Kellermann-Mühlhoff, P. [2017]

Anwendung für digital unterstütztes Arzneimitteltherapie-Management, in: Amelung, V. E./ Eble, S./ Hildebrandt, H./ Knieps, F./ Lägel, R./ Ozegowski, S./ Schlenker, R.-U./ Sjuts, R. (Hrsg.): Innovationsfond. Impulse für das deutsche Gesundheitssystem, Berlin 2017, S. 154-158.

Langebrake, C. [2018]

Arzneimitteltherapiesicherheit, in: Baehr, M./ Melzer, S. (Hrsg.): Closed Loop Medication Management. Arzneimitteltherapiesicherheit im Krankenhaus, Berlin 2018, S. 93-103.

Kassenärztliche Bundesvereinigung [2018]

Medikationsplan. Verfügbar unter: www.kbv.de/html/medikationsplan.php (24.11.2018).

Lux, T. [2017]

E-Health – Begriff und Abgrenzung, in: Müller-Mielitz, S./ Lux, T. (Hrgs.): E-Health Ökonomie, Wiesbaden 2017, S. 3-23.

Reimers, K./ Klein, S. [2015]

Sozialwissenschaftliche Ansätze in der Wirtschaftsinformatik. Arzneimitteltherapiesicherheit im Spannungsfeld von vollständiger Medikationsübersicht, mündigem Patienten und individueller Medikation, Göttingen 2015.

Schäfer, C. [2018]

Trendscout. Geteilte Gesundheit, in: Führen und Wirtschaften im Krankenhaus (f&w), 35. Jg., Nr. 12, 2018, S. 1155.

Schnurrer, J. U./ Frölich, J. C. [2003]

Zur Häufigkeit und Vermeidbarkeit von tödlichen unerwünschten Arzneimittelwirkungen. Verfügbar unter: https://link.springer.com/article/10.1007%2Fs00108-003-0988-3 (07.12.2018).

Schwabe, U./ Ludwig, W.-D. [2018]

Arzneiverordnungen 2017 im Überblick, in: Schwabe, U./ Paffrath, D./ Ludwig, W.-D. (Hrsg.): Arzneimittelverordnungs- Report 2018, Berlin 2018, S. 3-26.

Statistisches Bundesamt [2018]

Anzahl zugelassener Arzneimittel in Deutschland nach Verschreibungs-/Abgabestatus im Jahr 2018. Verfügbar unter: https://de.statista.com/statistik/daten/studie/513971/umfrage/anzahl-zugelassener-arzneimittel-in-deutschland-nach-verschreibungs-abgabestatus/ (21.11.2018).

Statistisches Bundesamt [2019]

Arzneimittelausgaben der gesetzlichen Krankenversicherung (GKV) in den Jahren 1999 bis 2017 (in Milliarden Euro). Verfügbar unter: https://de.statista.com/statistik/daten/studie/152841/umfrage/arzneimittelausgaben-der-gesetzlichen-krankenversicherung-seit-1999/ (15.01.2019).

Thürmann, P. [2015]

Vermeidungsstrategien von Fehlern bei der Arzneimitteltherapie, in: Gausmann, P./ Henninger, M./ Koppenberg, J. (Hrsg.): Patientensicherheitsmanagement, Berlin 2015, S. 510-517.

WHO [2018]

eHealth at WHO. Verfügbar unter: www.who.int/ehealth/about/en/ (20.11.2018).

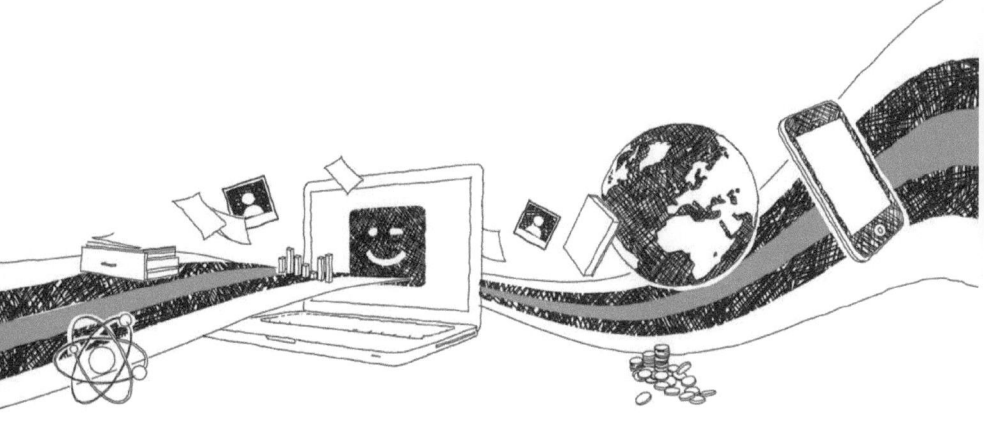
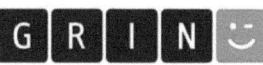